GOETHES UND SCHOPENHAUERS STELLUNG IN DER GESCHICHTE DER LEHRE VON DEN GESICHTSEMPFINDUNGEN

REKTORATSREDE
ANLÄSSLICH DER 340. STIFTUNGSFEIER
DER UNIVERSITÄT WÜRZBURG
GEHALTEN IN DER AULA AM 11. MAI 1922

VON

Dr. KARL WESSELY
PROFESSOR DER AUGENHEILKUNDE

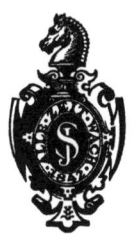

BERLIN · VERLAG VON JULIUS SPRINGER · 1922

ISBN-13: 978-3-642-94129-0 e-ISBN-13: 978-3-642-94529-8
DOI: 10.1007/978-3-642-94529-8

ALLE RECHTE,
INSBESONDERE DAS DER ÜBERSETZUNG
IN FREMDE SPRACHEN VORBEHALTEN.

DEM ANDENKEN
MEINES VATERS

> „Der Irrtum schleift sich ab;
> Die Wahrheit bleibet."
> Herder.

Wie der Einzelne in Zeiten, wo Krankheit oder Not seine Tätigkeit hemmen, den Blick gern rückwärts lenkt, um aus der Rückschau auf früher Geleistetes neue Kraft und neuen Mut zu schöpfen, so wird auch ein Volk, auf dem so Schweres lastet wie auf dem unseren, dem der Ausblick auf eine hoffnungsfreudige Zukunft auf Jahre, ja Jahrzehnte versperrt scheint, immer wieder im Geiste zurückkehren zu den großen Zeiten und den großen Männern seiner Geschichte; in dem sicheren Gefühle, daß in der Tüchtigkeit unserer Altvorderen die beste, ja die einzige Gewähr dafür liegt, daß der alte, jetzt durch schwere Stürme darniedergebeugte Stamm wieder Zweige neuer unhemmbarer Kraft treiben wird. So äußert sich ein tiefes lebensrichtiges Gefühl, nicht etwa ein weltfremdes Abwenden von der Gegenwart darin, wenn gerade der beste Teil unseres Volkes sich mit doppelter Gewalt hingezogen fühlt zu den großen Meistern der Kunst und den Heroen der Tat, die einst aus deutschem Boden und deutschem Geiste erwuchsen.

Keine Stunde scheint dazu geeigneter, den historischen Sinn zu pflegen, als die, in der eine so altehrwürdige Universität wie die unsere die Gedenkfeier ihrer Stiftung begeht. Aber für den Wissenschaftler, sobald er sein Auge rückwärts wendet, nimmt die Aufgabe, die sich ihm stellt, sofort noch eine besondere Gestalt an. Sein Blick wird weniger durch die einzelne hervorragende Leistung als vielmehr durch den gesamten geschichtlichen Werdegang seines Faches angezogen. Der Unterschied wird anschaulich, wenn wir uns in der Kunst oder in der politischen Geschichte unseres Volkes auch nur einen einzigen der größten führenden Geister fortdenken. Das Bild, das wir vom deutschen Wesen in uns tragen, würde verarmen; denn dort wirkte der Genius in der Gesamtpersönlichkeit eines einzelnen bestimmend auf die innere oder äußere Entwicklung ganzer Generationen von Menschen. Anders in der Wissenschaft, wenigstens soweit sie Realwissenschaft ist. Man vergegenwärtige sich den Gang, den die Physik, die Chemie oder die Medizin ohne diesen oder jenen bedeutenden Forscher genommen haben würde, und wir dürfen annehmen, daß, wenn auch später (vielleicht oft beträchtlich später), die Wissenschaft doch zum gleichen Ziele gelangt wäre. Was vom Naturwissenschaftler verbleibt, das sind eben die realen von ihm gefundenen Tatsachen. Sein eigenes Meinen, die Hypothese, die er an seine Entdeckung knüpfte, ja die Intuition, aus der sie entsprang, verblaßt an Bedeutung für die Nachkommen. Denn — um die treffenden Worte aus der Vorrede zur „Welt als Wille und Vorstellung" zu zitieren: — „nur kurz pflegt die Frist des Siegesfestes zu sein, die jeder neuen Erkenntnis beschieden ist, zwischen den beiden langen Zeiträumen, wo sie als paradox verdammt und als trivial gering geschätzt wird".

Und doch zieht es uns auch in der Geschichte der Realwissenschaften mit unwiderstehlicher Gewalt zu einigen der allergrößten Gestalten zurück, immer wieder treibt es uns, uns in ihre Wesenheit zu vertiefen. Es sind das die Seltenen, deren geistiges Schauen sie darum zu für ihre Zeit so phänomenalen Entdeckungen befähigte, weil sie in ihrer gesamten Weltanschauung ihren Zeitgenossen um Generationen voraus waren. Die volle Bedeutung ihres Denkens erschließt sich oft erst den aus der

Distanz eines Jahrhunderts zurückschauenden Enkeln und Urenkeln. So möchte ich denn, indem ich Sie bitte, mir in das von mir vertretene Fach zu folgen, Ihren Blick auch um mehr als hundert Jahre zurücklenken auf zwei Männer, die, zwar außerhalb des eigentlichen Fachgelehrtenkreises stehend, sich um die Entwicklung der Lehre von den Gesichtsempfindungen doch ein unsterbliches Verdienst erworben haben; zwei Männer, in denen sich der Begriff einer eigenen Weltanschauung — hier ist das so viel mißbrauchte Wort am richtigen Platze — im höchsten Sinne verkörperte: Goethe und Schopenhauer.

Die Bedeutung von Goethes optischen Studien ist lange umstritten worden, noch bis in die heutige Zeit ist das Werturteil über sie ein schwankendes geblieben, wenn auch längst die Auffassung der Zeitgenossen und unmittelbaren Nachfahren überwunden ist, die in Goethes Farbenlehre nur den Beweis dafür erblicken wollten, wie sehr auch ein großer Geist in schwersten Irrtum verfalle, sobald er sich von dem ihm eigenen Gebiet entferne. Als ein dilettantischer Übergriff wurden Goethes naturwissenschaftliche Bemühungen von der Fachwelt anfangs bespöttelt, erst in seinen letzten Lebensjahrzehnten trat er als gleichberechtigt in die Reihe der besten Forscher seiner Zeit, mit denen er dann auch großenteils in engstem Gedankenaustausch stand. Wir heute würden lächeln, wollte jemand von Goethe sagen, daß er als Naturforscher sich nicht auf seinem eigensten Gebiete befunden hätte. Haben sich doch seine botanischen und vergleichend-anatomischen Arbeiten mit ihrer morphologischen Betrachtungsweise als die ersten erfolgreichen Schritte in einer Richtung erwiesen, die für die biologische Forschung des ganzen 19. Jahrhunderts bestimmend werden sollte.

Aber selbst für die Verehrer Goethescher Naturbetrachtung blieb die Farbenlehre lange das Schmerzenskind. Findet doch noch der Biograph Lewes lediglich den Ausdruck des Bedauerns dafür, den Genius in einer so falschen Richtung befangen zu sehen. Und doch hat ihr der Dichter zwei Jahrzehnte, und zwar der besten seines Lebens gewidmet. An keiner Schöpfung seines Geistes hat er mit größerer Liebe gehangen; mehr fast als die größten seiner Dichtungen war sie ihm ans Herz gewachsen. Bekannt sind seine vielen Aussprüche zu Eckermann und anderen seiner Getreuen hierüber; bekannt, wie ihm nach der Schlacht von Jena nichts zu bergen dringlicher schien, als die Handschriften zur Farbenlehre. Nichts hat ihn darum auch mehr geschmerzt, als gerade diesem Werke die Anerkennung versagt zu sehen, und noch in Äußerungen aus seinen letzten Lebensjahren zittert bei aller seiner abgeklärten Ausdrucksweise die Verbitterung über jahrelanges Verkanntsein nach[1]). Wohl erlebte er noch, daß zwei der bedeutendsten Physiologen der ersten Hälfte des 19. Jahrhunderts, Johann Purkinje und Johannes Müller, auf seinen physiologisch-optischen Arbeiten fußend, weiter Bedeutendes schufen; aber die eigentliche Anerkennung seiner Leistung, die Herausschälung des goldenen Kernes tiefer Wahrheit, die sich in dem Labyrinth verwirrender Irrtümer seiner Farbenlehre verbirgt, die vermochte erst das zur Rüste gehende Jahrhundert aus sich zu geben und zu schaffen.

Warum?, das soll der Hauptgegenstand unserer heutigen Betrachtung sein.

Will man auf der einen Seite die Größe der Goetheschen physiologischen Betrachtungsweise richtig werten, auf der anderen sich durch die Schwächen seines Werkes nicht erdrücken lassen, so muß man beim Studium der 6 Bände, die die Chromatik in der großen Weimaraner Ausgabe umfaßt, seinen Standpunkt stets zu wechseln ver-

---

[1]) Vgl. den letzten Brief an Zelter vom 4. Februar 1832.

mögen. Bald muß man die moderne Lehre der physiologischen Optik, wie sie sich heute für uns aus der Lebensarbeit eines Helmholtz und Hering aufgebaut hat, innehaben, bald sich vergegenwärtigen, wie der Stand der optischen und physiologischen Kenntnisse um das Jahr 1790 war, als Goethe seine ersten für ihn grundlegenden Beobachtungen machte.

Lassen Sie mich vom Standpunkt der Gegenwart ausgehen! Der Laie faßt leicht den Begriff der Farbenlehre viel zu eng; er denkt dabei nur an die bunten Gesichtseindrücke. Für den modernen Physiologen und Ophthalmologen umfaßt sie aber die gesamte Lehre vom Lichtsinn. Denn auch die Empfindungen Weiß und Schwarz, mitsamt der ganzen Kette der die beiden Endglieder verbindenden Grauabstufungen, rechnen wir zu den Farben und unterscheiden sie lediglich als „ungetönte" Farben von den „getönten" oder „bunten". Die gesamte Mannigfaltigkeit, die für uns den Raum erfüllt, besteht daher für uns aus farbigen Eindrücken und die ganze Feinheit des Unterscheidungsvermögens unseres Auges beruht darauf, dass alle Sehdinge sich als Farbgebilde voneinander abgrenzen und abheben.

Was aber ist es letzten Endes, was wir mit dem Namen Farbe belegen? Der Laie, danach befragt, was er als „Farbe" bezeichne, wird von Pigmenten sprechen, also von dem, was für den Farbtechniker den Gegenstand seines Berufes, für den Maler einen Teil seines Handwerkszeuges ausmacht. Der Physiker wird zur Antwort geben, die Art der Strahlung, d. h. ein bestimmter mathematisch vorstellbarer Bewegungs- oder Energiezustand sei das Substrat der „Farben", und jede von ihnen sei durch eine besondere Abart des Zustandes — also wenn wir uns in der Form der Wellentheorie des Lichtes ausdrücken — durch Länge und Schwingungsdauer der Einzelwelle charakterisiert. Für den Physiologen dagegen ist die Farbe die Äußerung eines in der Nervensubstanz durch Erregung bedingten Vorganges, wobei die Strahlung nur den adäquaten Reiz, Netzhaut, Sehbahn und zerebrales Sehzentrum dagegen das Sehorgan darstellen. Der Psychologe endlich geht noch einen Schritt weiter und versteht unter Farbe ein psychisches Phänomen, einen Bewusstseinsinhalt bestimmter Qualität.

So verschiedenes bezeichnen wir mit dem Wort Farbe, je nach dem Standpunkte, den wir zu dem Problem der Gesichtswahrnehmung einnehmen, und auf diesem unklaren Sprachgebrauch, der sich aus dem armen Wortschatz naiver Zeiten noch in die Ausdrucksweise der Gelehrten herübergeschlichen hat, erklärt sich zum Teil die Verwirrung, die lange in der Farbenlehre geherrscht hat, und die drastisch ein Schriftsteller vor Goethe in die Worte kleidete: Hält man dem Stier ein rotes Tuch vor, so wird er wütend, aber der Philosoph, wenn man nur überhaupt von Farbe spricht, fängt an zu rasen."

Und doch haben sich die Denker aller Zeiten immer wieder dem Problem der Gesichtsempfindungen zugewandt, von Plato und Aristoteles bis zu Kepler und Descartes, von Goethe und Schopenhauer bis in die Gegenwart. Erschien es doch anfänglich als eines der größten Wunder, wie die Mannigfaltigkeit der Außenwelt überhaupt durch das Sehorgan zur Wahrnehmung gelange; später, nachdem die Gesetze der Bilderzeugung im Auge und die Strukturen der nervösen Substanz erkannt waren: wie aus zwei Sinneseindrücken die Raumwahrnehmung sich aufbaue und wie durch die Erregung jedes einzelnen Sinneselements die ganze Stufenfolge der Farbenempfindungen zum Zentralorgan geleitet werde. Denn nicht wie beim Gehörorgan, wo die räumliche Anordnung Nebensache ist, konnte für jeden Farbenton ein eigenes mitschwingendes Nervenendorgan angenommen werden, vielmehr mußte im Mosaik des Netzhautbildes jedem einzelnen Perzeptionselement die Fähigkeit zugeschrieben werden, gewissermaßen auf die ganze Skala anzusprechen. Schon frühzeitig hat man sich daher bemüht, die unendliche Variabilität der Farbtöne auf wenige Grundempfindungen „Urfarben" zurückzuführen.

Es gibt zwei Wege, auf denen dies geschehen kann. Einmal, indem man vom physikalischen Substrat der Farbe ausgeht und auf mathematische Weise berechnet, bzw. im Experiment überprüft, aus welchen Einzelerregungen oder -Strahlungen die ganze Folge der Regenbogenfarben des Spektrums (das wir uns vom äußersten roten und violetten Ende durch Purpur zum Kreise geschlossen denken mögen) für uns erzeugt werden kann, bzw. als Funktion wievieler Variablen die Gesamtheit der in ihren Empfindungserfolgen verschiedenen Lichtreize darzustellen ist. Es ist das der Weg, den Thomas Young und Helmholtz eingeschlagen haben und der zur Mindestzahl von 3 Grunderregungen geführt hat, die man in einem Urrot, Urgrün und Urviolett sucht. Die andere Methode macht die eigene Sinneswahrnehmung zum Maßstab des Urteils, von der Überzeugung durchdrungen, daß die Phänomene des Bewußtseins letzten Endes von den organischen Prozessen bedingt und getragen sind. Auf diesem Wege sehen wir den Physiker Mach bemüht, der zur Aufstellung der 4 für uns unzerlegbaren Farben Rot, Grün, Gelb und Blau gelangt, bis dann diese Auffassung in der Gegenfarbentheorie Herings ihren Höhepunkt erreicht. Noch bis heute stehen beide Anschauungen im Wettstreit miteinander. Auf der einen Seite die Helmholtzsche Schule, welche in der sog. Dreifasertheorie zum Ausdruck bringt, daß im einzelnen perzipierenden Sinneselement drei nervöse Empfangs- und Leitungsapparate verknüpft seien, die, jeder vorwiegend auf eine der 3 Grunderregungen abgestimmt, durch ihr gemeinsames unterschiedliches Anklingen die gesamte Farbfolge des Spektrums zum Bewußtsein zu leiten vermögen. Auf der anderen Seite, die in ihrem Grundprinzip über den engeren Rahmen der physiologischen Optik hinaus für unser gesamtes biologisches und psychologisches Denken immer mehr bestimmend gewordene Lehre Ewald Herings, die in den 3 Farbpaaren Schwarz-Weiß, Rot-Grün und Blau-Gelb, aus denen der Kreis der tonfreien und getönten Farben mit allen ihren Übergängen sich erzeugt, Äußerungen von Stoffwechseltätigkeiten der Sehsinnsubstanz erblickt, die sich jeweils wie Dissimilation und Assimilation gegenüberstehen.

Dem der Physiologie und Psychologie Fernstehenden mag der fundamentale Gegensatz der beiden Denkweisen nicht ohne weiteres eindringlich sein und darum vielleicht durch ein Gleichnis näher gebracht werden, soweit ein Vergleich hier überhaupt zulässig ist. Es wurde vorhin die Aufmerksamkeit darauf gelenkt, wie verschiedenes unter dem Worte Farbe verstanden werden kann, je nach der Gedankenverbindung, in der es ausgesprochen wird. Ähnliches gilt von dem Gedankeninhalt, den wir mit dem Worte „Sprache" verbinden. Wir können dabei die Lautbildung im Sinne haben, durch welche die primitiven Menschen gelernt haben, sich zu verständigen; ferner die Wortfindung für Begriffe; und endlich die gesetzmäßige Verbindung der Worte zu ganzen Satzgebilden. Vom einzelnen Laut bis zum fertigen Sprachtypus kann also alles mit dem Worte „Sprache" gemeint sein. Dementsprechend kann denn auch die Forschung, die wir Sprachwissenschaft nennen, von ganz verschiedenen Seiten aus in Angriff genommen werden. Einmal von der sog. Phonetik aus, indem man die physikalischen Grundlagen der in allen Sprachen wiederkehrenden Lautbildungen untersucht; zweitens vom Standpunkt des Psychologen aus, der die Grundgesetze zu ermitteln sucht, nach denen die Vorgänge der äußeren Wahrnehmung in Einzelbegriffe zerlegt und dann in Form von Wortgefügen wieder vereinigt werden. Der eine Weg beginnt gewissermaßen an der Peripherie, der andere im Zentrum. Überträgt man das Gleichnis auf die physiologische Optik, so sieht man die eine Reihe von Forschern das Problem der Farbenempfindungen ebenfalls gewissermaßen von außen nach innen, die anderen dagegen von innen nach außen angreifen.

Welches war nun der Weg, auf dem Goethe zu seinen optischen Studien geführt wurde, was wurde für ihn die Veranlassung, jahrelang seine größten dichterischen Pläne hinter die Beschäftigung mit diesen Grundfragen der Sinnesphysiologie zurückzustellen? Er selbst gibt hierüber am Schlusse des historischen Teils seiner Farbenlehre in der sehr lebhaft und anschaulich geschriebenen „Konfession des Verfassers" Rechenschaft. Die Malerei war es, die ihn zu diesen seinem übrigen Lebensgange fremd erscheinenden Studien führte. Wie sehr er von seiner Jugend an bis in reifere Jahre bemüht war, in der bildlichen Darstellung es bis zu einer gewissen künstlerischen Fertigkeit zu bringen, ist allgemein bekannt. Ja er fühlte sich zur Malerei, zu der er eine nur geringe Anlage hatte, „fast mit größerem Triebe und lebhafterer Leidenschaft gedrängt als zu demjenigen, was ihm von Natur leicht und bequem war". Und um durch Verstand und Einsicht das auszufüllen, was die Natur ihm versagt hatte, suchte er beim Zeichnen und Kolorieren viel mehr nach technischen Normen, die ihm behilflich sein könnten, „als er je nach Regeln in der Dichtkunst gefragt hatte". Besonders während seines Aufenthaltes in Italien, wo sein künstlerisches Schauen eine völlige Wandlung und Auferstehung erfuhr, wurde ihm das Suchen nach malerischen Gesetzen zu immer lebhafterem Bedürfnis. Hinsichtlich der Harmonie der Formen, der Stellung der Teile, kurz dessen, was wir insgesamt „Komposition" nennen, gelang ihm dies in befriedigendem Maße, und die bildenden Künstler, mit denen er verkehrte, vermochten ihm auch weitgehend Rechenschaft darüber abzulegen. Sobald man aber an die Farbgebung kam, „schien alles dem Zufall überlassen zu sein und im Theoretisieren über Kolorit, Helldunkel und Harmonie der Farben drehte man sich im wunderlichen Kreise". Durch sein ständiges Bohren in diesen Fragen sowie durch seine oft geäußerten Paradoxen wurde der Dichter seinen Freunden bald lästig und nur Angelika Kauffmann ließ sich herbei, ihn durch allerhand malerische Experimente auf der Leinwand zu unterstützen.

Wir sehen also: die letzte höchste Stufe der Betrachtungsweise des Farbenproblems, die psychologische, die bereits nach den Gründen der Harmonie und Disharmonie im Bereiche des Gesichtssinnes fragt, war es, von der Goethe ausging. Das ist ein für die ganze Art seines Denkens so charakteristischer Umstand, daß wir ihn bei unserer Betrachtung nie aus den Augen lassen dürfen. Aber als Forscher pflegte Goethe stets von Grund aus aufzubauen. Er sah ein, daß man so verwickelten Problemen nur „von der Seite der Natur" beikommen könne, und so suchte er, nach Weimar zurückgekehrt, alsbald seine physikalischen Kenntnisse auf dem Gebiete der Optik zu erweitern, deren Lücken er, obwohl er auf der Universität, besonders in Leipzig, den üblichen Kursus durchgemacht hatte, deutlich empfand. Vor allem hatte er wohl gehört, daß im Lichte alle Farben sollten enthalten sein, die Newtonschen Grundversuche erinnerte er sich dagegen nicht jemals gesehen zu haben. So sucht der Vierzigjährige jetzt in Kompendien Rat und Hilfe, ohne sie zu finden, da es ihm an Mitteln fehlt, die Phänomene sich selbst vor Augen zu führen. Als daher Professor Büttner, von Göttingen nach Jena übersiedelnd, den nötigen optischen Apparat mitbringt, benützt Goethe sofort die Gelegenheit, die erforderlichen Prismen auszuleihen, auch geht er daran, im neuen Hause eine eigene Dunkelkammer herrichten zu lassen. Aber andere Interessen treten dazwischen, die Prismen bleiben unausgepackt im Kasten, bis Hofrat Büttner dringender und immer dringender ihre Rückgabe verlangt und schließlich einen Boten um sie schickt. Schon will sie Goethe, etwas ungehalten über dieses Drängen, aus der Hand geben, da fällt ihm bei, doch wenigstens schnell einen Blick durch sie zu tun. In dem weißgetünchten Zimmer, in dem er sich befindet, vermeint er nach der Newtonschen Theorie die ganze Wand in den Farben des Regenbogens sehen zu sollen, und ist maßlos erstaunt darüber, daß überall nur an den Grenzen von Hell und Dunkel Farbsäume zu sehen sind, die großen Flächen aber ihre Weiße behalten; also etwas, was heute jedem Schüler aus dem grundlegenden Physikunterricht bekannt ist. Goethe aber ist von der Erscheinung aufs tiefste betroffen, und „wie durch einen Instinkt" spricht er halblaut vor sich aus, die Newtonsche Lehre müsse falsch sein. Mit solcher Gewalt ergreift ihn dieses Aperçu „wie eine inokulierte Krankheit", daß der Irrtum ihn zeitlebens nicht mehr losläßt. Die Prismen, die schon auf dem Wege die Treppe herunter sind, werden zurückgeholt und dem Besitzer durch mancherlei Überredungen und Gefälligkeiten ihr längeres Ausleihen abgeschmeichelt. Nun beginnt ein rastloses, mit derjenigen rührenden Sorgfalt durchgeführtes Experimentieren, die dem von so tiefer Ehrfurcht vor der Natur erfüllten Forscher Goethe stets eigen war. Nichts nützt es, daß ein zu Rate gezogener Physiker die Belehrung gibt, jene Erscheinungen beim Durchblicken durch ein Prisma seien längst bekannt und erklärten sich ganz einfach aus den stufenweise übereinandergeschobenen Spektrallichtern. Goethe hört daraus nur das alte ihm wider den Sinn gehende „Credo" heraus, das weiße Licht solle aus sämtlichen farbigen zusammengesetzt sein. Er ist aufs tiefste davon durchdrungen, daß dies falsch sein müsse, interessiert alsbald die bedeutendsten Geister seiner Umgebung für seine Ideen, unter anderen den Herzog Karl August und Schiller, die ihn aufs lebhafteste unterstützen, und so erwächst aus scheinbar fundamentalstem Irrtum eine zwanzigjährige Beschäftigung mit dem Gegenstande, die ihn zum fanatischen, von den Physikern oftmals bespöttelten Gegner des großen Newton macht und doch Früchte von einer Bedeutung zeitigt, daß wir uns heute noch mit ihnen zu beschäftigen veranlaßt finden.

Es ist nicht möglich, in der Kürze einer Stunde den ganzen Entwicklungsgang der optischen Studien Goethes, die Stufenreihe ihrer Publikation zu verfolgen, obwohl es von größtem Reize ist, sie durch die an Wuchse immer bedeutender werdenden Veröffentlichungen zu begleiten, die anfänglich in den 2 schmalen Heften des Jahres 1791 und 1792 den ihnen für den Kreis der Physiker besonders gefährlichen Titel „Beiträge zur Optik" trugen. Wir wollen uns für unsere heutige Betrachtung an das ganze fertige Werk halten, wie es am sorgfältigsten in den 6 Bänden der großen Weimaraner Ausgabe gesammelt vor uns liegt.

Dem eigentümlichen pantheistischen Positivismus, der Goethes ganze Naturanschauung durchzieht, entsprang es, daß er die unmittelbare Verwandtschaft des Lichtes und des Auges als etwas „unleugbar Gegebenes" empfand, ja sich sogar beide als „eins und dasselbe" zu denken vermochte. Die Verse:

> „Wär nicht das Auge sonnenhaft,
> Wie könnten wir das Licht erblicken?
> Lebt nicht in uns des Gottes eigne Kraft,
> Wie könnt uns Göttliches entzücken?"

sind von Goethe-Biographen, besonders von denen, die über ihn als Naturforscher schrieben, fast bis zum Überdruß zitiert worden. Man bedachte aber meist nicht, daß es nur in deutsche Reime von dem Dichter übertragene Worte des neoplatonischen Mystikers Plotinus sind. Er selbst drückt den Gedanken in seiner Farbenlehre in viel schönerer und uns fast modern anmutender Weise aus, indem er sagt: „Das Auge hat sein Dasein dem Licht zu danken. Aus gleichgültigen tierischen Hilfsorganen ruft sich das Licht ein Organ hervor, das seines Gleichen werde, und so bildet sich das Auge am Lichte für's Licht." So ist ihm das Sinnesorgan selbst ein Stück Seele und er erhebt zum ersten Grundsatz seiner Methodik, die Sinnesempfindungen als solche zu untersuchen.

Mit vollem Bedacht stellt er daher in seiner Farbenlehre die sogenannten physiologischen Farben obenan, weil sie, „die dem Auge völlig zugehören, das Fundament der ganzen Lehre machen". Es sind das diejenigen Erscheinungen, die wir heute unter dem Namen der Kontrastphänomene und der Abhängigkeit der Farbenempfindungen von der Stimmung des Sehorgans zusammenzufassen pflegen. Wohl war ein Teil dieser Phänomene schon vor Goethe bekannt, so hatten insbesondere Jurin und Buffon die konträr gefärbten Nachbilder nach fixierender Betrachtung farbiger Objekte, das dunkle Nachbild eines hellen, das helle eines dunklen Gegenstandes, sowie das farbige Abklingen der Blendungsbilder der Sonne ganz richtig beobachtet und beschrieben. Sie sahen aber darin mehr ein Kuriosum, eine Täuschung oder etwas Nebensächliches, weshalb sie diese Farben als „colores adventicii, imaginarii oder phantastici", bzw. als „couleurs accidentelles" bezeichneten. Ja selbst der Jesuitenpater Scherffer, der bei weitem die eindringendsten Untersuchungen über die einschlägigen Phänomene vor Goethe machte und deren Gesetzmäßigkeit durchaus erkannte, beeinträchtigte seine Darstellung dadurch, daß er den von Buffon gewählten Namen „zufällige Farben" nicht aufzugeben wagte. Im übrigen führte er die farbigen Nachbilder — hierin ein Vorgänger Helmholtzs — auf Ermüdung der betreffenden

Netzhautstelle durch die Reizfarbe zurück. Goethe dagegen nannte die Nachbilderfarben „physiologische", weil sie dem gesunden Auge angehören und sich dem Aufmerksamen überall, ja bis zur Unbequemlichkeit zeigen. Wie störend es wirken kann, wenn man sich allzusehr geschult hat, die ständig auftretenden Nachbilder zu beobachten, weiß jeder, der sich selbst mit physiologischer Optik beschäftigt hat, und es zwingt uns ein Lächeln ab, nach mehr wie 100 Jahren zu lesen, wie Schiller, der eifrige Apostel Goethes in der Farbenlehre, es verwünschte, „daß er nun überall erblicke, wovon ihm die Notwendigkeit bekannt geworden".

Aber zurück zu Goethes Darstellung! Noch heute entzückt es den auf dem einschlägigen Gebiete Erfahrenen, die nicht ganz 50 Seiten zu lesen, in denen Goethe die physiologischen Farben abhandelt. So wunderbar anschaulich, so liebevoll treu ist die Schilderung des großen Beobachters. Und nicht nur, daß er den Kreis der bisherigen Erfahrungen bedeutend erweitert — ich will nur auf seine klassische Schilderung der farbigen Schatten, des sogenannten Blitzens der Blumen, des Florkontrastes sowie der gegenseitigen Erhöhung von Gegenfarben im Nach- und Nebeneinander hinweisen —, nein, indem er die Zweiheit des simultanen und sukzessiven Farbengegensatzes findet und doch ihren einheitlichen Ursprung aufdeckt, gibt er die noch bis auf den heutigen Tag gültige Einteilung und Deutung. Ja er überholt gewissermaßen schon Helmholtz und nähert sich dem großen Grundgedanken Ewald Herings. Die Farbe, die wir heute als Kontrastfarbe bezeichnen, ist nach ihm die vom Auge „geforderte". „Das Auge eines Wachenden — so sagt er — äußert seine Lebendigkeit besonders darin, daß es durchaus in seinen Zuständen abzuwechseln verlangt, die sich am einfachsten vom Dunkeln zum Hellen und umgekehrt bewegen. Das Auge kann und mag nicht einen Moment in einem besonderen, in einem durch das Objekt spezifizierten Zustande identisch verharren. Es ist vielmehr zu einer Art von Opposition genötigt, die, indem sie das Extreme dem Extremen entgegengesetzt, das Entgegengesetzte verbindet und in der Sukzession sowohl als in der Gleichzeitigkeit nach einem Ganzen strebt." Erst in dieser aus sich selbst hervorgebrachten Gegenwirkung beweist das Organ „sein Recht, das Objekt zu fassen". Das gilt von den bunten Farben ebenso wie von Weiß und Schwarz. So „fordert Gelb das Violette, Orange das Blaue, Purpur das Grüne und umgekehrt"[1]. Wenn das Auge eine dieser Farben erblickt, „wird es sogleich in Tätigkeit gesetzt und es ist seiner Natur gemäß, auf der Stelle eine andere, so unbewußt als notwendig hervorzubringen, welche mit der gegebenen die Totalität des ganzen Farbenkreises enthält". Und diese gesetzliche Abhängigkeit besteht im Nacheinander wie im Nebeneinander. Denn, „malt sich auf einem Teile der Netzhaut ein farbiges Bild, so findet sich der übrige Teil sogleich in einer Disposition, die bemerkten korrespondierenden Farben hervorzubringen". Kaum schöner könnte heute die physiologische Abhängigkeit der Gegenfarben voneinander bzw. ihre Zusammengehörigkeit zum Ausdruck gebracht werden. Wie wir sie mit Hering heute als den Bewußtseinsinhalt gegensinnig verlaufender Stoffwechsel-Vorgänge der Sehsinnsubstanz auffassen, so sind sie für Goethe Taten und Leiden des Auges gleichwie die Farben nach ihm schlechthin Taten und Leiden des Lichts sind. „Wir

---

[1] Daß Goethe nicht Blau und Gelb als Gegenfarben erkannt hat, liegt, wie ich mich im Goethe-Nationalmuseum überzeugen konnte, an den von ihm benützten unreinen Pigmentfarben, einem grünlichen Gelb und einem grünlichen Blau, die im Nachbild Violett und Orange ergeben. Die Originalpapiere Goethes sind noch in kleinen Mustern erhalten, aber nicht öffentlich ausgestellt. Herrn Direktor Wahl bin ich für ihre Zugänglichmachung zu besonderem Danke verpflichtet.

glauben", so führt er aus, „hier die große Regsamkeit der Netzhaut zu bemerken und den stillen Widerspruch, den jedes Lebendige zu äußern gedrungen ist, wenn ihm irgend ein bestimmter Zustand dargeboten wird. So setzt das Einatmen schon das Ausatmen voraus und umgekehrt, so jede Systole ihre Diastole. Es ist die ewige Formel des Lebens, die sich auch hier äußert". In immer wieder neuen Variationen behandelt er das gleiche Thema. Alle Naturerscheinungen sind ihm der Ausdruck eines steten Wechsels von Entzweiung und Vereinigung, und in diese seine gesamte Auffassung von der belebten und unbelebten Natur ordnet er auch das Auge und die Phänomene des Gesichtssinnes ein. Denn, um weiter seinen Worten zu folgen: „So mannigfaltig, so verwickelt uns oft diese Sprache der Natur scheinen mag, so bleiben doch ihre Elemente immer dieselbigen. Mit leisem Gewicht und Gegengewicht wägt sich die Natur hin und her und so entsteht ein Hüben und Drüben, ein Oben und Unten, ein Zuvor und Hernach, wodurch alle die Erscheinungen bedingt werden, die uns im Raum und in der Zeit entgegentreten. Indem man aber jenes Gewicht und Gegengewicht von ungleicher Wirkung zu finden glaubt, so hat man auch dieses Verhältnis zu bezeichnen versucht. Man hat ein Mehr und Weniger, ein Wirken ein Widerstreben, ein Tun ein Leiden, ein Vordringendes ein Zurückhaltendes, ein Heftiges ein Mäßigendes, ein Abstoßen und Anziehen, ein Männliches ein Weibliches, überall bemerkt und genannt; und so entsteht eine Sprache, eine Symbolik, die man auf ähnliche Fälle als Gleichnis, als nahverwandten Ausdruck, als unmittelbar passendes Wort anwenden und benutzen mag. Diese universellen Bezeichnungen, diese Natursprache auch auf die Farbenlehre anzuwenden, diese Sprache durch die Farbenlehre, durch die Mannigfaltigkeit ihrer Erscheinungen zu bereichern, zu erweitern und so die Mitteilung höherer Anschauungen unter den Freunden der Natur zu erleichtern, war die Hauptabsicht des gegenwärtigen Werkes".

So urteilt der Sechzigjährige über den wesentlichsten Inhalt seines zwei Jahrzehnte währenden Schaffens. In der Mitte des 19. Jahrhunderts verdammte man solche Sätze und warf sie zu der mit Recht lange leidenschaftlich bekämpften und dann überwundenen Naturphilosophie. Wir späteren Nachfahren lesen sie mit Ergriffenheit. Denn in so wunderliche Irrtümer Goethe diese seine Grundauffassung der Natur auf physikalischem Gebiete verstricken sollte, für das lebende Auge hatte er weitschauend den in der Tiefe schlummernden Kern einer Wahrheit erspürt, deren Erkenntnis sich erst ein Jahrhundert später in vollem Umfange Bahn brechen sollte, hatte Gedanken angedeutet, die noch heute in der Sinnes- und Nervenphysiologie im weitesten Sinne fruchtbringend wirken. Für ihn beruhte der Simultankontrast nicht, wie noch für Helmholtz, auf einer Urteilstäuschung, sondern er sah darin den charakteristischen Ausdruck der Lebendigkeit der Netzhaut. „Gotteslästerung" schien es ihm „zu sagen, daß es einen optischen Betrug gibt", und mit Recht durfte er sich rühmen, „dasjenige, was man sonst Augentäuschungen zu nennen pflegte, als Tätigkeiten des gesunden und richtig wirkenden Auges gerettet zu haben: zu Ehren unserer Sinne!"

„Den Sinnen hast du dann zu trauen,
Kein Falsches lassen sie dich schauen."

Hierin liegt die fundamentale Bedeutung von Goethes Untersuchungen über die von ihm als „physiologische" bezeichneten Farben. Schon daß er sie „als Anfang und Ende aller Farbenlehre" zum Ausgangspunkt seiner Darstellung nahm, war eine wissenschaftliche Tat. Wäre von seiner ganzen Farbenlehre nichts übrig geblieben als dieser einleitende Teil, man würde heute nur mit Bewunderung von der kleinen Schrift sprechen. — Aber Goethe erstrebte noch mehr und Größeres.

Sein Prinzip, in allem Naturgeschehen dem Gesetz der Stetigkeit nachzuspüren, will er auch auf die Farbenlehre anwenden. Daß die Natur keine Sprünge mache, ist ihm Dogma; immer wieder betont er, die einzelne Beobachtung gälte nur im Zusammenhange und es seien „die Übergänge, worauf alles ankomme". So gleitet er denn in seiner Betrachtungsweise von den „physiologischen" unmerklich zu den „physischen" Farben über, die nach ihm „nur um einen geringen Grad mehr Realität haben" und von diesen zu den „chemischen", den Körperfarben. Von der Gegensätzlichkeit der Farbenempfindungen im Auge durchdrungen, sucht er eine solche Polarität — für die ihm Magnetismus und Elektrizität Musterbeispiele sind — auch außerhalb des Organismus und bemüht sich, auch die Farbenwelt außer uns auf zwei gegensinnige Grundprozesse zurückzuführen. Der große Entwicklungsgedanke, das Suchen nach einem in allem Wechsel der Erscheinungen sich unveränderlich erhaltenden Typus, das ihn in der Biologie zu so bedeutenden Entdeckungen geführt hatte, hier versagen sie ihm den Dienst und verleiten ihn auf Abwege, sobald er sie auf das Gebiet der Physik übertragen will. Nichts Geringeres unternimmt er, als stetigen Ganges die breite Kluft zu überschreiten, die zwischen der physikalischen Natur des Reizes und dessen psychischem Korrelat, d. h. dem Bewußtseinsinhalt liegt, mit dem der lebende Organismus den Reiz beantwortet. Da Weiß eine einheitliche Empfindung ist, und allen Farben subjektiv etwas Schattiges (σκιερόν) anhaftet, so können nach ihm im Sonnenlichte auch physikalisch unmöglich die Farben enthalten sein. Diese sollen vielmehr aus einer Vermischung von Licht und Finsternis entstehen. Aus an sich durchaus zutreffenden Beobachtungen über die Farben trüber Medien und über die atmosphärischen Farben gelangt er zu dem „Urphänomen", das ihm das Alpha und Omega aller physikalischen Farbenentstehung wird. Ein beleuchtetes Trübes vor dem Dunkeln erscheint blau, ein vom Hellen durchleuchtetes Trübes gelb. Die Erscheinung vermag sich zu steigern, auf der einen Seite zum Violett, auf der anderen zum Rot; aus der Mischung von Blau und Gelb aber entsteht das Grün, von Violett und Rot der Purpur. So entwickelt sich ihm nach den zwei Grundregeln der Polarität und Steigerung der ganze Kreis der Farben. Hören wir Goethes eigene Worte: „Wir sehen auf der einen Seite das Licht, das Helle, auf der anderen die Finsternis, das Dunkle, wir bringen die Trübe zwischen beide und aus diesen Gegensätzen, mit Hilfe gedachter Vermittlung, entwickeln sich, gleichfalls in einem Gegensatz, die Farben." Das ist das Gesetz, dem nach Goethe alle physischen Farben ihre Entstehung verdanken sollen, das sich nicht durch Worte und Hypothesen dem Verstande, sondern nur durch die Phänomene selbst der Anschauung offenbart. Urphänomene nennt er sie darum, weil nichts in der Erscheinung über ihnen liegt. Der Naturforscher begnüge sich mit ihnen und „lasse sie in ihrer ewigen Ruhe und Herrlichkeit dastehen!"

Nichts ist charakteristischer für den Naturforscher Goethe, als daß er auch da, wo er sich auf physikalisches Gebiet begibt, die sinnliche Anschauung obenanstellt, sich ganz von ihr leiten läßt. Ja er hebt besonders hervor, daß er „die Farbenlehre durchaus von der Meßkunst, d. h. der Mathematik entfernt zu halten gesucht" habe, von deren Seite er, wie er entschuldigend hinzusetzt, sich auch „keiner Kultur rühmen" könne. Um so wunderbarer ist seine Beobachtungstreue. Noch heute erfaßt uns Rührung, wenn sich im Weimarer Goethe-Haus die Schränke öffnen und man sieht, mit welcher Ausdauer, Sorgfalt und unendlicher Liebe Goethe alles zusammengetragen hat, was dazu dienen konnte, sein „Urphänomen" von einer neuen Seite zu beleuchten und betrachten, oder wenn man bei der Lektüre des historischen Teiles seiner Farbenlehre aus seiner Darstellung die Genugtuung und innere Freude herausklingen hört, sobald er, wie in Aristoteles, Leonardo da Vinci und anderen Großen der Vorzeit, Vorläufer seiner Ideen findet. In der Tat, das Verdienst, alle Erscheinungen von der blauen Farbe des Himmels bis zu der dünner Seifenspirituslösungen, oder von der gelbroten Farbe der untergehenden Sonne bis zu der des angerauchten Glases treu beobachtet und unter einen einheitlichen Gesichtspunkt gebracht zu haben, wird man dem Dichter nicht bestreiten. Und noch gern lassen wir die Schönheit seiner Verse auf uns wirken:

„Wenn der Blick an heitern Tagen
Sich zur Himmelsbläue lenkt,
Beim Siroc der Sonnenwagen
Purpurrot sich niedersenkt,
Da gebt der Natur die Ehre,
Froh, an Aug' und Herz gesund,
Und erkennt der Farbenlehre
Allgemeinen ewigen Grund."

Aber kein Physiker wird ihm beipflichten, daß die Erscheinungen an den trüben Medien dem Fundamentalversuch Newtons gegenüberständen wie das „Einfache" dem „Zusammengesetzten". Denn die Analyse der Gesetze der diffusen Zerstreuung des Lichtes an ultramikroskopischen Teilchen, um die es sich bei den Farben trüber Medien handelt, bereitet in vieler Beziehung dem mathematischen Optiker noch heute nicht unbeträchtliche Schwierigkeiten[1]). Goethe aber schien

---

[1]) Irrtümlicherweise rechnete Goethe übrigens auch gewisse Lumineszenz-Erscheinungen zu der Wirkung trüber Mittel, wie die Fluoreszenz von Aufgüssen der Roßkastanienrinde und diejenige der zarten mit Metallsalzzusätzen hergestellten dünnen Glasflußüberzüge der sog. „Wiener und Karlsbader Trinkgläser". Gerade die letzteren schienen ihm die vollkommenste Offenbarung seines Urphänomens, die er nicht müde ward, seinen Besuchern zu zeigen, und von denen er eines dem Philosophen Hegel verehrte, der zu den wenigen Anhängern seiner Farbenlehre gehörte. Zufälligerweise kamen Goethe nur solche fluores-

es der Hauptfehler der optischen Forschung nach Newton zu sein, „ein abgeleitetes Phänomen an die obere, das Urphänomen an die niedere Stelle gesetzt" zu haben. Ein Lichtstrahl ist für ihn etwas nicht Vorstellbares, darum sieht er in der Anwendung der dunklen Kammer und des schmalen Spaltes geheime Kniffe des großen Physikers, die er nicht müde wird, in Vers und Prosa zu bespötteln und zu bekämpfen; und selbst wo er Newtons Versuchsanordnung folgt, erweitert er den Spalt und bekommt daher kein genügend auseinandergezogenes Spektrum. Viel zuverlässiger erscheint ihm aber die subjektive Methode, das Prisma selbst vor das eigene Auge zu halten. Er verfertigt sich eine Unzahl weißer Figuren auf schwarzem Grunde oder schwarzer auf weißem. Überall sieht er nun die farbigen Säume und gemäß seiner Lehre von den trüben Mitteln erklärt er sie in der Weise, daß durch das Prisma das Bild verrückt und gewissermaßen ein trübes Scheinbild über das wahre herübergeschoben werde. So entstehe Blau und Violett, wo der helle Rand des Nebenbildes über den schwarzen Grund, Gelb und Rot, wo der dunkle Rand über den hellen Grund herübergeführt werde; ferner Grün, wo Gelb und Blau, Purpur wo Violett und Rot sich überdecke. In gleicher Weise leitet er die sog. „katoptischen, paroptischen und entoptischen" Farben, d. h. diejenigen Erscheinungen, die durch Interferenz an dünnen Schichten, bei der Beugung

---

zierende Substanzen unter die Hände, die im durchfallenden Lichte gelb, im auffallenden blau erschienen und so ordneten sie sich scheinbar seiner Theorie ein, wie denn die Kenntnis der Fluoreszenz (sie datiert erst von Brewster und Stokes) jener Zeit noch mangelte. — Besonders hoch schätzte Goethe auch die kleine Napoleon-Büste aus Opalglas, die ihm Eckermann 1830 aus Straßburg zugesandt hatte. Bis zu seinem Tode stand sie dauernd auf seinem Schreibtisch derart vor einem Spiegel, daß er gleichzeitig mit einem Blick die gelbrote Farbe im durchfallenden, die blauviolette im auffallenden Lichte vor Augen haben konnte. Noch heute findet sie sich unverändert in Goethes Arbeitszimmer im Weimarer Goethe-Haus am gleichen Platze.

oder der Polarisation des Lichtes entstehen, nach dem Gesetz der Trübe bzw. aus Nebenbildern ab.

Wir wollen davon Abstand nehmen, dem Dichter weiter durch den Irrgarten seiner optischen Vorstellungen zu folgen. Physikalisch sind sie unhaltbar, denn die Verschiebung der Gegenstände bei Durchsicht durch ein Prisma ist nur eine virtuelle, die Bilder ändern für uns nur ihren geometrischen Ort und ihnen die materielle Wirkung eines trüben Mittels beizulegen ist ein Unding, etwa in gleicher Weise, als wollte sich jemand am Spiegelbild eines Ofens wärmen. So hat es etwas Beklemmendes, sich durch das System von Irrtümern hindurchzulesen, das den größten Teil des didaktischen und fast den ganzen polemischen Teil der Farbenlehre durchzieht. Zwar wird man immer wieder durch die Treue und Sorgfalt der Beobachtung erfreut, um so mehr aber überwiegt das peinigende Empfinden, daß Goethe zu vielen seiner falschen Schlüsse nur darum kam, weil er nie mit im physikalischen Sinne reinen Lichtern, sondern fast stets mit unreinen Pigmentfarben arbeitete. Wohl müssen wir ihm zugute halten, daß es Newton selbst mit seiner Vorrichtung noch nicht gelungen war, völlig reine spektrale Lichter zu isolieren. Das sollte erst Helmholtz vorbehalten bleiben. Darum sehen wir in der tatsächlichen Beobachtung Goethe an manchen Stellen gegen Newton Recht behalten; aber das physikalische Genie des letzteren hatte auch aus nicht ganz reinen Versuchen das Wesentliche herausgesehen, wo Goethe, in seiner leidenschaftlichen Polemik befangen, am Nebensächlichen haften blieb. Freilich dürfen wir nicht vergessen, daß uns heute solch Urteil leicht wird, während zu Goethes Zeit tatsächlich manche neue optischen Funde an der Richtigkeit Newtonscher Anschauungen zweifeln lassen konnten, vor allem die Entdeckung der Achromasie, d. h. der Möglichkeit, Brechung und Dispersion voneinander weitgehend unabhängig zu gestalten. Hiermit fiel die Behauptung Newtons von der Unerreichbarkeit farbrandfreier Abbildung, die gewissermaßen den Ausgangs- und Endpunkt seines ganzen optischen Werkes gebildet hatte, und Goethe kann sich daher in seinem polemischen Teile nicht genug tun, die Herstellung achromatischer Objektive gegen den großen englischen Physiker ins Feld zu führen. Ebenso muß man Goethe vom Standpunkt seiner Zeit Billigkeit widerfahren lassen, wenn er Grün, obwohl er selbst wahrnimmt, „daß das Auge darauf wie auf einem Einfachen ruhe", für eine Mischfarbe hält und sie aus Gelb und Blau entstehen läßt. Es war das die Meinung aller seiner Zeitgenossen und erst ein halbes Jahrhundert später wurde von Helmholtz der Grund aufgedeckt, warum bei Pigmenten die Mischung von Blau und Gelb Grün, bei Spektrallichtern Weiß ergeben kann. Gerade aber die ihm einwandfrei erscheinende Entstehung von Grün aus Gelb und Blau ist für Goethe entscheidend. Großen Wert legt er darauf, daß diese Farbe sich im Newtonschen Versuch erst eine Strecke hinter dem Prisma bilde, die Spektralfarben also nichts Fertiges, sondern etwas Werdendes, von der Brechung im Prisma Unabhängiges seien. Die einfache mathematische Berechnung, bzw. die linear-geometrische Konstruktion, welche die allmähliche Gruppierung der dispergierten Strahlen als etwas Selbstverständliches aufdeckt, ist ihm unzugänglich und seinem Denken wesensfremd, das überhaupt nur dasjenige anerkennt, was wir wahrzunehmen vermögen. Hier war seinem Genius die Grenze gezogen. Rein auf die mathematische Analyse sich stützende Hypothesen dünken ihm selbst bei physikalischen Problemen unfruchtbar, weil sie das Wesen der Dinge nicht erschöpfen. „Die große Aufgabe", so sagt er, „wäre, die mathematisch-philosophischen Theorien aus den Teilen der Physik zu verbannen, in welchen sie Erkenntnis anstatt sie zu fördern, nur verhindern." Darum geht er achtlos, ja ablehnend an bedeutenden Fortschritten der physikalischen

Optik vorüber, die noch in seine Zeit fallen, wie z. B. die Entdeckung der Fraunhoferschen Linien, während er den Gang der morphologischen Wissenschaft bis in sein höchstes Alter mit lebhaftester Teilnahme und klarstem Urteil verfolgt.

So müßig es auf der einen Seite vielleicht erscheinen mag, so entbehrt es doch auf der anderen nicht des Reizes, sich für einen Augenblick auszumalen, wie Goethe sich wohl dazu gestellt haben würde, wenn er noch die Entwicklung der Physik in unserer Zeit erlebt, wenn er erfahren hätte, daß jenseits des unserem Auge sichtbaren Spektrums sich der Forschung nach beiden Seiten eine unendliche Kette ähnlicher als Schwingungsvorgänge auffaßbarer Zustände erschlossen habe, von den Hunderte von Metern langen elektrischen Wellen über die thermischen bis zu den nur den zehnmillionsten Bruchteil eines Millimeters und weniger messenden Wellen der Röntgen- und Gamma-Strahlen, und daß gewissermaßen aus dieser etwa 50 Oktaven umfassenden Tonleiter das Auge nur den verschwindend kleinen Teil von einer Oktave als Licht wahrzunehmen veranlagt sei[1]). Ihm, der nicht nur an die Zuverlässigkeit, sondern auch an die Zulänglichkeit unserer Sinne glaubte, wäre die Anerkennung solcher Erfahrungsergebnisse gewiß nicht leicht gefallen. Und doch finden sich auch bei ihm schon vereinzelt Andeutungen oder Ahnungen eines gewissen Zusammenhanges,

---

[1]) Selbst im Bereich dieser einen Oktave von Wellenlängen wirkt übrigens unser Auge, wie wir heute wissen, keineswegs im Sinne eines exakten physikalischen Reagenten. Ja der Besitz eines derartigen Organs würde für seinen Träger nicht einmal wünschenswert, d. h. ein Parallelgehen der Empfindung mit der Stärke und Art des Reizes dem Erkennen und Wiedererkennen der Außendinge durchaus nicht dienlich sein. Solches wird vielmehr erst möglich durch die der Sehsinnsubstanz innewohnenden physiologischen Eigenschaften der Adaptation und der Kontrastreaktion, welche es ermöglichen, den Gegenständen in gewissem Grade Eigenhelligkeit und Eigenfarbe zuzuschreiben und aus der ungenauen dioptrischen Abbildung scharfe Konturen zu entnehmen.

zum mindesten eines Parallelismus zwischen dem Wesen des Lichtes und dem der Elektrizität wie des Magnetismus[1]). Aber das Vermögen zu demjenigen abstrakten Denken, dem die moderne Physik ihre glänzende Entwicklung zu danken hat, es war dem großen Dichter nicht in dem Maße von der Natur gegeben, um ihn auf dem Gebiete der mathematischen Physik heimisch oder gar produktiv werden zu lassen. Im Gegenteil, es war etwas in seiner Natur, was sich dem widersetzte und oft mit Heftigkeit dagegen aufstand. Seine Schriften zur Naturwissenschaft und der polemische Teil der Farbenlehre sind voll von hierfür charakteristischen, oft leidenschaftlichen Äußerungen. Und doch würden wir fehl gehen, seinen Widerspruch gegen die „Meßkunst", wie es oft von oberflächlichen Betrachtern geschehen ist, allein auf mangelhafte Veranlagung zur mathematisch-analytischen Denkweise zurückzuführen. Die Ursache liegt tiefer. Was Goethe letzten Endes so instinktiv ablehnt, das ist der Ausbau eines rein mathematisch-physikalischen Weltbildes. Entgegen seinem Zeitgenossen Kant, der „in jeder Naturlehre nur so viel eigentliche Wissenschaft anerkennt, als darin Mathematik anzutreffen ist" verwandeln ihm „mechanische Formeln das Lebendige in ein Totes". In Hinblick auf die theoretische Physik sagt er, „die Wissenschaft geht darauf aus, sich an die Stelle der Natur zu setzen und wird nach und nach so unbegreiflich als diese selbst". Er mißkennt, daß es Aufgabe der Physik sein und bleiben muß, unerbittlich die mathematische Formel des Weltbildes bis zu Ende zu denken, wie wir es in der Gegenwart in konsequenterer Weise versucht sehen, als es wohl je ein Zeitalter bisher erlebt hat. Aber wessen wir uns alle dabei bewußt sind, die grandiose Einseitigkeit solchen Weltbegreifens, sie ahnte Goethe schon fast unbewußt

---

[1]) Gespräch mit Riemer 1806.

voraus und ihr widersetzte er sich mit allen Fasern seines Geistes. „Die Natur des Lichtes wird nie ein Sterblicher aussprechen, und sollte er es können, so würde er von niemandem, so wenig wie das Licht, verstanden werden." Das ist das Motto, das über aller seiner Polemik schwebt und das uns selbst mit seinen größten physikalischen Irrungen bis zu einem gewissen Grade zu versöhnen vermag. „Quantität und Qualität" sind ihm „die zwei Pole des erscheinenden Daseins". Den Mathematiker sieht er aber „nur auf das Quantitative angewiesen", während er durchaus sich zum sinnlich Anschaubaren hingezogen fühlt und sich dieser Einstellung seines Wesens auch voll bewußt ist; gleich seinem Thürmer Lynkeus im Faust „Zum Sehen geboren, zum Schauen bestellt". Darum durfte er sich — wie er mit der ihm eigenen Zurückhaltung von sich selbst sagt — „seine Anlagen und Verhältnisse zu Rate ziehend" gar früh schon das Recht anmaßen, „die Natur in ihren einfachsten geheimsten Ursprüngen, sowie in ihren offenbarsten am höchsten auffallenden Schöpfungen, auch ohne Mitwirkung der Mathematik zu betrachten, zu erforschen, zu erfassen". Hierin lag seine Beschränkung, aber auch seine Größe. Denn wohl nie war einem Sterblichen reicher die **Gabe der Beobachtung und des gegenständlichen Denkens** geworden. Ihr haben wir alle seine Leistungen auf dem Gebiete der Biologie zu verdanken, ihr alles, was sich in der Farbenlehre als bedeutend und fruchtbringend erwiesen. Geirrt hat darum Goethe, wenn er immer wieder aussprach, seine Gegner könnten sich gebärden wie sie wollten, „aus der Geschichte der Physik brächten sie seine Farbenlehre nicht hinaus". In die Physik hat sein Buch nie Einzug halten können und wird es auch niemals vermögen. Denn selbst die weitest ausschauende Phantasie vermag sich nicht vorzustellen, wie je eine Brücke zwischen Physik und Goethescher „Optik" geschlagen werden könnte.

Wohl darf kein ernst Denkender sich unterfangen, die Entwicklung einer Wissenschaft vorausbestimmen zu wollen, und am wenigsten kann dies gewagt werden in einem Augenblicke, wie dem gegenwärtigen, wo die Lehre von der strahlenden Energie vor neuen Problemen steht, indem der Versuch, auch in sie die Quantentheorie einzuführen, mit dem Dogma von der allseitigen gleichmäßigen Ausbreitung der elektromagnetischen Energie im Sinne der Huygensschen Wellentheorie in wesentlichen Punkten in Konflikt gerät. Aber selbst bei der an sich ganz unwahrscheinlichen Annahme, daß es gelingen möchte, die kontinuierliche Stufenfolge der Wellenlängen (Farben im physikalischen Sinne) auf einzelne Grundvorgänge zurückzuführen, würde zwischen den Gesetzen der Ausbreitung elektromagnetischer Feldstärken und den Goetheschen, mathematisch gar nicht zu diskutierenden optischen Phantasien keine andere Beziehung als bestenfalls die einer ganz vagen Analogie bestehen, viel lockerer Natur als etwa diejenige zwischen der Hypothese der Lichtquanten und der alten Newtonschen Emissionstheorie. Darum ist es wertlos und irreführend, wenn immer wieder in Laienkreisen mit dem Gedanken gespielt wird, die Physiker könnten einst zu Goetheschen Lehren zurückkehren. In der Physik ist seine Farbenlehre verschollen, unsterblich und lebendig geblieben aber in der Physiologie!

So hat er denn auch Schüler nie unter den Physikern gefunden, aber drei der größten Sinnesphysiologen: Purkinje, Joh. Müller und Ewald Hering haben bewußt auf ihm gefußt und weitergebaut. Die Widmung von Purkinjes zweitem Band der „Beobachtungen und Versuche zur Physiologie der Sinne" (1825) und die Worte tiefster Verehrung und Anerkennung in Joh. Müllers „Vergleichende Physiologie des Gesichtssinnes" (1826) sind Dokumente dessen für alle Zeit.

Auch der einzige unmittelbar von Goethe angeleitete Schüler, der ihn voll verstand, ja über ihn hinausging, wurde vorwiegend durch den großen biologischen Grundgedanken der Farbenlehre gefesselt: Arthur Schopenhauer. Im Jahre 1813 hatte der 64jährige Dichter im Hause der begabten Schriftstellerin Johanna Schopenhauer deren Sohn, den 25jährigen jungen Doktor der Philosophie kennen gelernt, dessen soeben erschienene Promotionsschrift: „Über die vierfache Wurzel des Satzes vom zureichenden Grunde" bereits seine Aufmerksamkeit erregt hatte. An dem „merkwürdigen und interessanten jungen Mann" Gefallen findend und seine ungewöhnliche Begabung sofort erkennend, führt er ihn in die Farbenlehre ein, die, obwohl einige Jahre zuvor zum Abschluß gebracht, ihm immer noch in gleichem Maße am Herzen liegt, und durch diesen Zutrauensbeweis des „göttlichen Goethe" wie durch den Gegenstand selbst hingerissen, widmet der junge Philosoph sich ihm mit Feuereifer. Was ihn anzieht, ist vor allem die Goethesche Auffassung der dem Auge selbst innewohnenden, sich in einem Gegensatze fordernden Farben. Aber in ganz anderem Maße von der Kantschen Lehre von der subjektiven intellektuellen Form aller Erkenntnis durchdrungen, überholt er alsbald den Meister, und auch in wichtigen Fragen der Farbenmischung mit ihm in Konflikt kommend, muß er die erhoffte Anerkennung des bewunderten Mannes zu seinem tiefen Schmerze vermissen. Die im Jahre 1815 von Dresden aus übersandte erste Niederschrift seiner eigenen Gedanken bleibt von Goethes Seite aus unbeantwortet, auch die erste Mahnung bringt nur kurze, auf eine spätere Aussprache vertröstende Zeilen und so wird Schopenhauer von Brief zu Brief dringender. Leidenschaftlich vom dauernden Werte seiner Ideen durchdrungen, fordert er Anerkennung oder Rücksendung, bis schließlich Goethe von dem Selbstbewußtsein und dem offenkundigen Mißtrauen gegenüber dem von ihm gutgemeinten Vorschlag, die Schrift mit Seebeck durchzugehen, verletzt, nach mehrfachen zwar immer wohlwollenden aber ausweichenden Antworten das Manuskript wieder in die Hände seines Autors gelangen läßt. Nun erscheint 1816 die Abhandlung unter dem Titel „Über das Sehn und die Farben" in Leipzig bei Hartknoch, dem Verleger der „Kritik der reinen Vernunft" in Druck. Goethe nimmt die Schrift, die als Motto die Worte seines geliebten Spinoza „Est enim verum index sui et falsi" trägt, in der durch den Verlust seiner Frau tief niedergedrückten weichen Stimmung wohl freundlich auf, er ermuntert Schopenhauer sogar, nicht müde zu werden, das schöne Feld zu bebauen, damit sie beide „vielleicht in einigen Jahren in dem Mittelpunkt wieder zusammen träfen, von dem sie herstammten", aber er fühlt doch zu sehr den Gegensatz und sich zugleich dem Gegenstand dergestalt entfremdet, daß es ihm „schwer, ja unmöglich fällt, den Widerspruch in sich aufzunehmen, zu lösen oder sich mit ihm zu bequemen." In einem nur wenige Wochen später geschriebenen Briefe an Staatsrat Schultz spricht er es mit leiser Klage aus, daß sein einstiger Schüler zu seinem Gegner geworden, und die Verse:

oder
„Trüge gern noch länger des Lehrers Bürden,
Wenn Schüler nur nicht gleich Lehrer würden"

„Dein Gutgedachtes in fremden Adern,
Wird sogleich mit dir selber hadern"

sind zweifellos in Beziehung auf Schopenhauer entstanden. So endete in kühlem Auseinandergehen ein Verhältnis, das so viel versprochen hatte. Aber Schopenhauer hat sich in seiner Verehrung des großen Dichters, des Einzigen, den er neben Kant voll anerkannte, dadurch nicht irre machen lassen. Bis in sein hohes Alter hielt er, wie er von sich selbst sagt, „noch immer ganz allein die Fahne der Goetheschen Farbenlehre hoch empor". Sein Widmungsblatt im Album der Stadt Frankfurt zu Ehren des Dichters bei der Hundertjahrfeier von dessen Geburtstag legt davon Zeugnis ab und ebenso die zweite Auflage der Abhandlung „Über das Sehn und die Farben" aus dem Jahre 1854, wo wir den Philosophen trotz aller großen in den vier dazwischen liegenden Jahrzehnten auf dem Gebiete der Optik gemachten Entdeckungen, wie der Fraunhoferschen Linien, sogar als noch verbitterteren Gegner Newtons und noch fanatischeren Verfechter gerade der physikalischen Irrtümer Goethes erblicken.

Wir aber wollen uns an die erste Ausgabe des Jahres 1816 halten, da in ihr bereits alles Wertvolle enthalten ist, was Schopenhauer zur Lehre von den Gesichtswahrnehmungen beigetragen. Das Hauptverdienst des Siebenundzwanzigjährigen ist, daß er zum ersten Male ganz scharf zwischen dem die Sinnesorgane treffenden Reize und dem Bewußtseinsinhalt scheidet, mit dem der Organismus den Reiz beantwortet. Von der Lehre Kants von der subjektiven Form aller Erkenntnis kommend, spricht er es schon in seiner Promotionsschrift, noch klarer aber in der Abhandlung „Vom Sehn" aus, daß alle Anschauung eine intellektuelle sei. „Die Erkenntnis einer objektiven Welt ist das Werk des Verstandes, die Sinne sind bloß die Sitze einer gesteigerten Sensibilität, sind Stellen des Leibes, welche für die Einwirkung anderer Körper in höherem Grade empfänglich sind." Zur Anschauung, d. h. zum Erkennen eines Objektes kommt es erst dadurch, daß der Verstand jeden Eindruck, den der Leib erhält, auf seine Ursache bezieht und diese im a priori angeschauten Raum dahin versetzt, von wo die Wirkung ausgeht. Dieser Übergang von der Wirkung auf die Ursache ist nach Schopenhauer ein unmittelbarer, notwendiger, ein Erkenntnisakt des reinen Verstandes, kein Vernunftschluß. Denn das Geschäft der Vernunft ist ein höheres; ihr ist erst das Urteilen nach logischen

Gesetzen, das Bilden von Begriffen vorbehalten. „Darum empfindet das Kind in den ersten Wochen seines Lebens wohl mit allen Sinnen, aber es schaut nicht an, es apprehendiert nicht: daher starrt es dumm in die Welt hinein. Bald indessen fängt es an, den Verstand gebrauchen zu lernen, das ihm vor aller Erfahrung bewußte Gesetz der Kausalität anzuwenden und es mit dem ebenso a priori gegebenen Formen aller Erkenntnis Zeit und Raum, zu verbinden: so gelangt es von der Empfindung zur Anschauung, zur Apprehension: und nunmehr blickt es mit klugen intelligenten Augen in die Welt." Auf diesen Grundideen fußend, entwickelt nun Schopenhauer Gedanken über Aufrecht-, Einfach- und Doppeltsehen, über Perspektive, über Sinnes- und Urteilstäuschungen, die sich in fast unveränderter Form ein halbes Jahrhundert später in Helmholtzs empiristischer Theorie der Gesichtswahrnehmungen finden. Aus dieser Betrachtungsweise ergibt es sich ihm nun auch, daß Helle, Finsternis und Farben im engsten Sinne genommen nur Zustände, Modifikationen des Auges sind. Die Tätigkeit des Auges kann intensiv, extensiv oder qualitativ geteilt sein. Im ersteren Falle entstehen die Zwischenglieder zwischen Weiß und Schwarz: die Grauempfindungen, im zweiten das, was wir heute Wechselwirkung der Sehfeldstellen nennen, im dritten die Farben. Denn, wird eine Farbe dem Auge dargeboten, so ist nicht dessen volle Tätigkeit erregt, sondern unter der Wirkung der Reizfarbe tritt die Tätigkeit der Retina gewissermaßen in zwei Hälften auseinander, so daß nach Aufhören des Reizes das Komplement nun von selbst im Nachbild hervortritt. Die qualitativen Hälften, in die die Farben die Tätigkeit des Auges zerlegen, sind einander nicht immer gleich, immer aber machen sie zusammen die volle Tätigkeit des Auges, nämlich Weiß aus. Auf diese Weise kommt Schopenhauer gezwungenermaßen doch zur Anerkennung der Entstehung des Weiß aus Komplementärfarben und wird in einen Gegensatz zu Goethe gedrängt, den dieser ihm nie verziehen hat.

Wir sehen: Schopenhauer ist dicht an der Auffindung der 2 Gegenpaare Rot-Grün und Blau-Gelb im Sinne Herings. Aber in diesem Falle einmal entgegen seiner sonstigen Veranlagung zu sehr durch das Hergebrachte beeinflußt, findet er in dem sonst völlig stetigen und unendlich nüancierten Farbenkreise nicht 4 sondern 6 ausgezeichnete Punkte, nämlich Rot, Gelb, Orange, Grün, Blau und Violett. Wie Goethe infolge lediglicher Benutzung von Pigmentfarben davon durchdrungen, daß Violett das Komplement oder die geforderte Gegenfarbe des Gelb, Orange die des Blau sei, übersieht er, daß Orange und Violett Mischfarben und leicht aus Gelb und Rot bzw. Blau und Rot zu erzeugen sind. Nur im Rot und Grün erkennt er den vollständigen Antagonismus und spottet über diejenigen, die, wie der Physiker Melloni, von einem „rötlichen Grün" sprechen. Rot und Grün sind ihm daher die $\chi\varrho\acute{\omega}\mu\alpha\tau\alpha$ $\varkappa\alpha\tau^{\prime}$ $\dot{\varepsilon}\xi o\chi\acute{\eta}\nu$ oder couleurs par excellence, aber er erkennt nicht, daß das gleiche von Gelb und Blau gilt. So kommt er zu der wunderlichen Einteilung, daß Rot und Grün die im Verhältnis $1/2 : 1/2$, d. h. genau zur Hälfte geteilte Tätigkeit des Auges sei, Gelb und Violett die im Verhältnis $3/4 : 1/4$, Orange und Blau diejenige im Verhältnis $2/3 : 1/3$, und hält sich auf dieses, wie er selbst zugibt, nicht zu beweisende, sondern durch Antizipation ermittelte Zahlenverhältnis viel zu gute. Wir aber wollen uns durch solches sein an die schwächste Seite der Naturphilosophie gemahnendes Spiel mit primitiven Brüchen nicht in der Betrachtung des Wesentlichen beeinträchtigen lassen. Dieses liegt darin, daß er die Farbe schlechthin als Tätigkeit des Auges erkennt, ja es als absurd erklärt, außerhalb unseres Sehorgans bestehende Urfarben anzunehmen. Auch erscheint ihm die

Farbe immer als Dualität, weshalb nur von **Farbenpaaren** gesprochen werden dürfe. So das Wesen der Farbe „von einer Teilung des Sonnenstrahls auf eine Teilung der Tätigkeit des Auges zurückgeführt zu haben", mit anderen Worten: auch auf dem Gebiete der Sinneswahrnehmung den Weg eingeschlagen zu haben, „der vom beobachteten Gegenstand auf den Beobachter selbst, vom Objektiven zum Subjektiven zurückgeht", ist ihm die hauptsächliche Leistung seiner Theorie der Farben. Denn, wie er mit nicht geringem Selbstbewußtsein sagt, „nicht anders — si parva licet componere magnis — hat **Kopernikus** an die Stelle der Bewegung des ganzen Firmamentes die der Erde, und der grosse **Kant** an die Stelle der objektiv erkannten Beschaffenheit aller Dinge die Erkenntnisformen des Subjekts gestellt. Γνῶϑι σαυτόν stand auf dem Tempel in Delphi".

Das für **Goethe** grundlegende, so bedenklich zwischen Objektivem und Subjektivem hin- und herschwankende „Urphänomen" tritt also bei **Schopenhauer** an Bedeutung zurück. Schon im Jahre 1815 widerspricht er seinem Lehrmeister, weil „nur der physiologische Gegensatz, nicht der physische ein polarer sei". Eigentliches Urphänomen wird ihm „allein die organische Fähigkeit der Retina, ihre Nerventätigkeit in zwei qualitativ entgegengesetzte Hälften auseinandergehen und sukzessiv hervortreten zu lassen". Hierin liegt der Kernpunkt seiner Lehre. Hierin alles, was von ihr über seine Zeit hinaus Bestand gehabt hat. Auch für uns.

Hören wir noch einmal zusammenfassend seine Worte: „Die Farben, ihre Verhältnisse zueinander und die Gesetzmäßigkeit ihrer Erscheinung, das alles liegt im Auge selbst und ist nur eine besondere Modifikation seiner Tätigkeit (bzw. — würden wir heute sagen — der Sehsinnsubstanz). Keineswegs können die Farben in **bestimmter Zahl** außer dem Auge rein objektiv vorhanden sein. Denn sie bilden einen stetigen Kreis, innerhalb dessen es keine Grenzen, keine festen Punkte gibt, sie sind also der Zahl nach unendlich. Wohl aber muß der unendlichen Anzahl auch in der als Reiz wirkenden äußeren Ursache eine ebenso unendliche und der zartesten Übergänge fähige Modifikabilität entsprechen." Noch heute könnten solche Sätze fast unverändert in eine Physiologie oder Psychologie der Sinneswahrnehmungen übernommen werden. Im übrigen ist aber auch von Schopenhauers Farbenlehre nichts geblieben. Denn im Physikalischen ebenso unbewandert wie sein Lehrmeister und dabei viel leidenschaftlicherer Natur, verstrickt er sich in noch weit heftigere Widersprüche gegen Newton und alle analytische Physik. Während Goethe in seiner mehr zurückhaltenden Art beklagt, daß man nicht einsehen wolle, „wie eine Berechnung mit dem Phänomen vollkommen übereinstimmen kann und deswegen gleichwohl die das Phänomen erklärende Theorie falsch sein dürfte", haben für Schopenhauer „Rechnungen bloß Wert für die Praxis, nicht für die Theorie", und er spricht es scharf aus: „wo das Rechnen anfängt, hört das Verstehen auf". Dem jugendlichen Heißsporn mag man unter dem Eindrucke einer Persönlichkeit wie Goethe die Animosität gegen die mathematische Physik zugute halten, aber um so peinlicher wirkt es, den nicht fern vom siebzigsten Lebensjahre Stehenden sich im Hohn über Newton und verdiente spätere Forscher auf dem Gebiete der exakten Naturwissenschaften nicht genug tun können zu sehen. In diesem seinen physikalischen Dilettantismus liegt es auch begründet, warum er auf dem Gebiete der Sinnesphysiologie erst verhältnismäßig spät und nur bei einzelnen Anerkennung gefunden. **Und doch gebührt ihm wie Goethe ein Ehrenplatz in der Geschichte der Lehre von den Gesichtswahrnehmungen!**

Über beider Los liegt in dieser Beziehung etwas Tragisches. Bei Goethe allerdings noch ungleich mehr als bei Schopenhauer. Denn letzterer hatte sich nur im Vorübergehen dem Gegenstande zugewendet, Goethe aber hatte der Beschäftigung mit der Optik die „frohere und vorteilhaftere Benutzung" von vielen Jahren geopfert. Tragisch vor allem blieb für Goethe der nie ganz gelöste Konflikt, daß er sich zwar aufs tiefste und mit instinktiver Sicherheit der Richtigkeit seines inneren Widerspruchs gegen ein rein mechanisches Weltbild bewußt war, aber nie zur vollen Klarheit der Ursachen dieses Gegensatzes, zur Ziehung scharfer Grenzen zwischen seiner und der physikalischen Betrachtungsweise oder zur Anerkennung eines Nebeneinander gelangen konnte. Er sucht nach einer „Physik, die unabhängig von der Mathematik existiere" und weiß nicht, daß diese Unabhängigkeit nur in der Psychophysiologie zu finden und hier von ihm richtig erkannt ist. Es geht ein Ahnen, aber kein Finden eines psychophysischen Parallelismus durch sein ganzes Werk. So bleibt auch für ihn selbst ein letzter Rest von Unbefriedigendem, Unvollkommenem und Unvollendbarem über seiner Farbenlehre. Aus vielen Äußerungen des alternden Dichters klingt es darum wie leise Resignation heraus, man fühlt, wie er zur Ruhe kommen will und den Gegenstand schließlich beiseite schiebt.

Anders bei Schopenhauer. Auch bei ihm besteht, ja noch in viel höherem Grade als bei Goethe, die innere Auflehnung gegen die um die Wende des 18. zum 19. Jahrhundert noch überwiegend verbreitete naturalistische Denkweise, nach der „die Außenwelt durch die Sinne ganz fertig in unseren Kopf hineinspaziere". Beide Großen finden sich in diesem Punkte. Aber Schopenhauer, vom transzendentalen Idealismus Kants kommend, erkennt zum ersten Male in vollem Umfange den subjektiven Inhalt aller Sinnesempfindungen und über Kant hinausgehend erblickt er in der unwillkürlichen und sofort eintretenden Beziehung der Empfindungen auf ein außerhalb von uns befindliches Objekt den allein richtigen Beweis der Apriorität des Kausalgesetzes. Von Schopenhauer an datiert also die Lehre von der Subjektivität unserer Sinnesempfindungen, wie sie in der Aufstellung des Dogmas von der spezifischen Sinnesenergie durch Joh. Müller und dem berühmten Habilitationsvortrag des jugendlichen Helmholtz ihren höchsten Ausdruck gefunden hat. Goethe dagegen stand der Kantschen Lehre, so ernstlich er sich um ihr Verständnis bemühte, bekanntlich zeitlebens in seinem innersten Wesen fremd gegenüber. Er empfand eine innere Abneigung, sobald von „Endursachen" gesprochen wurde, oder die „alte Hauptfrage sich erneuerte, wieviel unser Selbst und wieviel die Außenwelt zu unserem geistigen Dasein beitrage". Denn er „hatte beide niemals gesondert". Das γνῶϑι σαυτόν war ihm immer „verdächtig" vorgekommen, „denn der Mensch kenne nur sich selbst, insofern er die Welt kennt, die er nur in sich und sich nur in ihr gewahr wird". Unbeirrbar ist darum seine „Überzeugung, die Natur durchaus sich selbst gleich zu finden". Nichts ist charakteristischer für die Denkart der beiden Männer, als jene kurze unwillige Abweisung, die der Dichter dem jugendlichen Philosophen nach dessen eigenen Berichte einmal zuteil werden ließ. „Was?" — so fuhr er ihn an, ihn mit seinen Jupiteraugen anblitzend, — „das Licht sollte nur da sein, sofern Sie es sehen? Nein Sie wären nicht da, wenn das Licht Sie nicht sähe!" Der ganze Gegensatz zwischen dem Subjektivismus Schopenhauers und dem pantheistischen Positivismus Goethes tut sich in diesen Worten auf.

In diesem pantheistischen Einschlag Goethescher Naturbetrachtung, von dem wir schon oben gesprochen haben, liegt trotz seiner Verehrung Spinozas aber kein Rückschritt zu einer mystischen Weltauffassung. Nur der Nähe von Objekt und Subjekt ist er sich in seiner intuitiven Einstellung inniger bewußt. Wir sehen — und hierin liegt gerade der vornehmste Reiz unseres Gegenstandes — es sind die beiden in der Geschichte der Philosophie in einem periodischen Wettstreit immer wieder auf- und abwogenden Weltanschauungsformen des Idealismus oder Subjektivismus und des Positivismus oder Realismus, die sich in der verschiedenen Betrachtungsweise der beiden Männer verkörpern. Beide bekämpfen einen rein naturmechanischen Materialismus, wie er trotz ihrer noch einmal zu einer vorübergehenden gesteigerten Macht ausarten sollte. Aber gerade dem Manne, den sie beide in ihrer Chromatik so heftig befehden, dem großen Newton, tun sie auch in diesem Punkte Unrecht, denn dieser hatte klarer wie andere die Grenzen der rein physikalischen Analyse der Farben erkannt. Spricht er es doch in seiner „Definition" unzweideutig aus, daß wenn er von „farbigen Strahlen" spreche, das „nicht im wissenschaftlichen, sondern im volkstümlichen Sinne" gemeint sei. „Denn streng genommen," so fährt er fort, „liegt in den Strahlen nichts, als eine gewisse Kraft und Fähigkeit, die Empfindung dieser oder jener Farbe zu erregen". „Die Strahlen leiten die ihnen innewohnenden Bewegungen bis in unser Empfindungsorgan und in letzterem erst äußert sich die Empfindung dieser Bewegung in Gestalt von Farben."

Newton erkannte im wesentlichen die gesetzlichen Beziehungen zwischen Objekt und Subjekt also bereits besser wie Goethe, wenn sich auch bei diesem vereinzelt Andeutungen dessen finden, was wir heute psychophysischen Parallelismus nennen. So findet sich in seiner allgemeinen Naturlehre der Satz: „Es ist etwas unbekanntes Gesetzliches im Objekt, welches dem unbekannten Gesetzlichen im Subjekt entspricht." Im übrigen aber ist es gerade der Versuch, die Kluft zwischen Subjekt und Objekt zu überbrücken, an dem Goethe scheitert. Er, der wie kaum ein anderer die Antinomien in der menschlichen Psyche nebeneinander gelten zu lassen und zu einer Harmonie zu verschmelzen wußte, hier erkennt er die Berechtigung, die Welt gewissermaßen wie mit einem Doppelauge von zwei Seiten zu betrachten, nicht an. Er weiß wohl, daß sein Weg derjenige vom Zentrum zur Peripherie ist[1]), aber er will ihn über die ihm gesteckten Grenzen gehen und weist die andere Wegrichtung schroff ab. So gelangt er, wie überall, wo die in der Menschheit liegenden Gegensätze geleugnet werden, zur Utopie. Das ist das unerbittliche Schicksal, auf welchem Gebiete der menschlichen Psyche auch immer die ihr zugrunde liegende Zweiheit nicht anerkannt und die eine Hälfte der anderen geopfert wird. Es gilt von der Erkenntnistheorie wie von der Ethik, vom Wissen wie vom staatlich-gesellschaftlichen Leben. Keine Zeit ist so voll der erschreckenden Beispiele hierfür wie die unsere. Darum darf es vielleicht ein Trost sein, selbst einen Goethe auf so schwankem Pfade zu sehen; ihn, dem es sonst gelang, nach tiefst verschlossenem Auskämpfen innerer Gegensätze uns überall das Bild vollkommenster menschlicher Harmonie zu hinterlassen. In der Farbenlehre — so müssen wir, einen letzten Blick auf sie werfend, sagen — vermag er es nicht. Hier entläßt er uns mit einem Mißklang. Vom Zentrum der eigenen Psyche aus überschreitet er die durch den eigenen Körper gezogene Grenze und erliegt unwiederbringlich im Physikalischen. Und doch welch großartiger Versuch, die Brücke vom Subjekt zum Objekt zu schlagen! Über Schopenhauer hinaus reicht ahnend dabei sein Blick, denn auf ähnlichem wenn auch gesichertem Wege sehen wir alle heutige Philosophie sich mühen. Nie freilich, das wissen wir, werden sich die beiden Wege in das unerforschte Land, die den dunklen Tunnel gewissermaßen von innen und von außen anbohren, begegnen. Auch Goethe weiß es. „Das Höchste — so sagt er — wäre zu begreifen, daß alles Faktische schon Theorie ist." Alle Theorie,

---

[1]) Vgl. seinen Brief an Joh. Müller vom 23. II. 1826.

ja alle Erkenntnis bleibt ihm aber letzten Endes nur Gleichnis.

> „Und deines Geistes höchster Feuerflug
> Hat schon am Gleichnis, hat am Bild genug."

So resigniert er bei den **Phänomenen**. „Man suche nichts hinter ihnen, sie selbst sind die Lehre!"

Diese Resignation, sie ist letzten Endes keinem Naturforscher erspart. Immer wieder sieht er sich vor das große Geheimnis Subjekt und Objekt gestellt. Aber solche Betrachtung mache ihn nicht mutlos. Denn, um in etwas verändertem Sinne die letzten Sätze **Schopenhauers** in seiner Abhandlung vom Sehn und den Farben zu gebrauchen: **„er ziehe nicht etwa die Hände zurück; sondern vollende sein Werk, weil diese Arbeit die Blüte seines Lebens ist, die zur Frucht gedeihen soll!"**

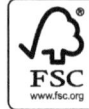

MIX
Papier aus verantwortungsvollen Quellen
Paper from responsible sources
FSC® C105338

If you have any concerns about our products,
you can contact us on
ProductSafety@springernature.com

In case Publisher is established outside the EU,
the EU authorized representative is:
**Springer Nature Customer Service Center GmbH
Europaplatz 3, 69115 Heidelberg, Germany**

Printed by Libri Plureos GmbH
in Hamburg, Germany